DU

BROMHYDRATE DE QUININE

ET DE SON EMPLOI

DANS LA FIÈVRE INTERMITTENTE

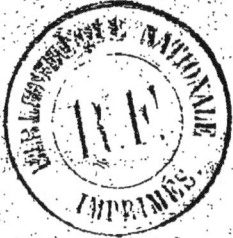

PAR

Jules HERBILLON,

Docteur en médecine de la Faculté de Paris,
Ancien élève lauréat de l'École de médecine de Reims.

❦

PARIS

A. PARENT, IMPRIMEUR DE LA FACULTÉ DE MÉDECINE
29-31, RUE MONSIEUR-LE-PRINCE, 29-31

—

1876

DU

BROMHYDRATE DE QUININE

ET DE SON EMPLOI

DANS LA FIÈVRE INTERMITTENTE

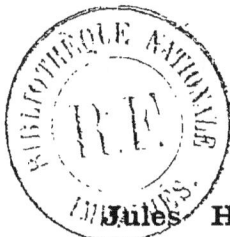

PAR

Jules HERBILLON,

Docteur en médecine de la Faculté de Paris,
Ancien élève lauréat de l'École de médecine de Reims.

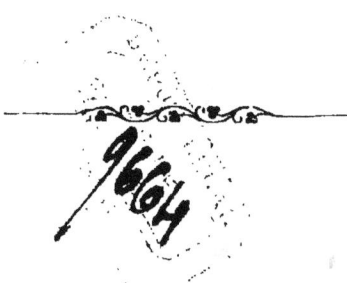

PARIS

A. PARENT, IMPRIMEUR DE LA FACULTÉ DE MÉDECINE

RUE MONSIEUR-LE-PRINCE 29 ET 31

—

1876

DU

BROMHYDRATE DE QUININE

ET DE SON EMPLOI

DANS LA FIÈVRE INTERMITTENTE

––––––––––

Le bromhydrate de quinine est, on peut le dire, un médicament nouveau. Il n'a fait son apparition dans la science
que depuis quatre ans, et son emploi dans la thérapeutique
ne remonte pas à plus de deux années. Les résultats qu'il a
donnés sont remarquables à bien des points de vue. Dans
toutes les affections où l'on a expérimenté l'action de ce
sel, les conclusions ont toujours été parfaitement en rap-
port avec ce qu'il était permis d'espérer. Bien des faits sont
venus attester, non-seulement la valeur du bromhydrate de
quinine, mais sa supériorité sur le sulfate de quinine, et
cela surtout dans les maladies où ce dernier sel l'emportait
sur tous les autres agents thérapeutiques : nous voulons
parler de la *fièvre intermittente* proprement dite, de nature
palustre, et des névralgies congestives périodiques, quotidiennes, vespérales, rappelées ou exagérées par la chaleur.
La nouvelle combinaison de quinine agit plus rapidement
et avec des doses plus petites que son analogue le sulfate
de quinine officinal ; rarement aussi on a eu l'occasion d'ob-
server avec elle les accidents du quinisme.

Herbillon   1

Notre but dans ce travail a été de grouper tous les faits observés jusqu'à ce jour, ou du moins tous ceux parvenus à notre connaissance, afin de montrer clairement par la multiplicité des observations, l'efficacité du brombydrate de quinine. Nous avons reproduit les savantes recherches de M. le professeur Gubler ; nous avons réuni les études si intéressantes et si concluantes de M. le Dr Soulez de Romorantin, et à l'appui des conclusions formulées par ces éminents observateurs, nous avons apporté plusieurs faits probants observés à l'hôpital Beaujon, et que M. le docteur Raymond a bien voulu nous communiquer.

De nouvelles observations, tout aussi concluantes que les premières, sont recueillies actuellement à l'hôpital militaire du Gros-Caillou par M. le Dr Libermann, médecin major de l'armée. Elles viendront bientôt s'ajouter aux observations déjà publiées et confirmer les résultats obtenus.

Qu'il nous soit permis d'exprimer ici toute notre reconnaissance au savant professeur M. le Dr Gubler pour les enseignements que nous avons puisés dans ses remarquables leçons au lit des malades, et d'adresser nos remercîments bien sincères à M. le Dr Raymond, interne du service, pour le gracieux accueil qu'il nous a fait dans ses salles et pour l'extrême bienveillance avec laquelle il a mis à notre disposition tous les documents qui pouvaient nous être utiles.

HISTORIQUE.

Le brombydrate de quinine est connu des chimistes depuis peu de temps. C'est M. Latour, pharmacien principal de l'armée, qui le premier, en 1870, a réalisé la combinaison de l'acide bromhydrique avec les deux alcaloïdes organiques : la quinine et la cinchonine. Il faisait agir par double décomposition du bromure de potassium sur du sulfate acide de quinine.

Un pharmacien distingué de Paris, M. Boille, substitua au bromure de potassium le bromure de baryum, et de cette façon il obtint un produit pur et exempt de sulfate de potasse, inconvénient que M. Latour avait reconnu à son bromhydrate de quinine.

M. Boille put encore obtenir un bromhydrate de quinine d'une grande pureté, en dissolvant la quinine hydratée dans l'acide bromhydrique faible.

M. Poggiale, en 1872, présentait à l'Académie de médecine le bromhydrate acide de quinine obtenu par M. Boille, et deux ans après, en 1874, M. Wurtz y lisait le savant travail de l'auteur sur la préparation, la composition et les propriétés chimiques d'un bromhydrate neutre ou basique correspondant au sulfate de quinine officinal, ainsi que sur la composition du bromhydrate acide obtenu d'abord, mais non exactement analysé.

COMPOSITION CHIMIQUE ET PROPRIÉTÉS.

D'après les analyses de M. Boille, confirmées par M. Baudrimont, professeur à l'École de pharmacie, la formule du bromhydrate neutre de quinine est $C^{40} H^{24} Az^2O^4$, HBr, 2HO ; celle du bromhydrate acide $C^{40} H^{24} Az^2O^4$, (2 HBr), 6 HO.

Le bromhydrate neutre renferme 75 à 76 0/0 d'alcaloïde avec plus de 18 parties de brome et 5 d'eau ; tandis que le bromhydrate acide ne présente que 60 0/0 de quinine avec 25 0/0 environ de brome.

La proportion de la quinine dans le bromhydrate

neutre est donc beaucoup plus considérable que dans son analogue le sulfate de quinine officinal.

Les bromhydrates de quinine de M. Boille se présentent sous la forme de longs cristaux nacrés, blancs ou nuancés de jaunâtre, à facettes rectangulaires. Odeur nulle, saveur fraîche, salée et amère sans âcreté.

Ils sont beaucoup plus solubles que les sulfates de quinine correspondants.

Ainsi d'après M. Boille :

1 partie de bromhyd. de quinine (neutre ou basique) est soluble dans	1 partie de sulfate de quinine offic. est soluble dans
5 parties eau bouillante.	30 parties eau bouillante
60 — eau froide.	788 — eau froide
5 — alcool à 16° ou 18°	
env. 2 1/2 — — 21°	
1 — — 40°	115 — alcool à 85°
1/3 — — 85°	60 — alcool absolu
En toutes proportions dans alcool absolu.	36 — glycérine
10 parties glycérine	
10 — glycérine { eau } àà	

DOSES.

Le bromhydrate de quinine s'emploie en injections sous-cutanées, en pilules, ou bien il s'administre en nature par la voie stomacale.

Le sel en nature est emprisonné dans du pain azyme. Les doses quotidiennes varient de 0.40 à 0.80 centigrammes, ou même 1 gramme, par prises de 0.20 ou 0.25 centigrammes.

Les pilules sont de 0.10 centigrammes, de 4 à 10 par jour.

Les injections sous-cutanées se font avec des solutions au

1/10ᵉ ; on les fait indistinctement avec le bromhydrate acide ou le bromhydrate neutre ; mais pour ce dernier on emploie de l'eau légèrement aiguisée d'alcool. La solution est ainsi formulée :

Bromhydrate de quinine neutre	1 gramme.
Eau distillée	6 centimètres cubes.
Alcool	4 centimètres cubes.

La solubilité moindre du bromhydrate neutre exige ce *modus faciendi*. Quoi qu'il en soit, les injections avec le sel neutre ou avec le sel acide sont l'une et l'autre inoffensives pour lestissus ; comme nous le verrons dans les observations citées plus loin, on n'a jamais observé ni tubercules indurés et douloureux, ni abcès furonculeux, etc. etc.; en un mot, aucune de ces lésions inflammatoires que laissent trop souvent à leur suite les injections hypodermiques de sulfate acide de quinine.

La solution étant au 1/10, un gramme de la liqueur contient un décigramme de substance active. On voit donc qu'il suffit d'injecter sous la peau deux fois le contenu de la seringue de Pravaz pour introduire dans l'organisme l'équivalent de 0.30 centigrammes de sulfate de quinine, c'est-à-dire une dose d'alcaloïde considérable et plus que suffisante, dans beaucoup de cas, pour donner lieu à des effets physiologiques et curatifs.

ACTION PHYSIOLOGIQUE

L'action physiologique du bromhydrate neutre comparée à celle du sulfate neutre de quinine présente une importance considérable, car c'est ici principalement que se montre d'une façon évidente la supériorité du nouveau médicament sur l'ancien.

On a rarement besoin d'atteindre le chiffre de 1 gramme pour obtenir l'action physiologique du bromhydrate de quinine ; avec le sulfate de quinine on est toujours obligé de dépasser cette dose.

Le premier est parfaitement toléré par l'estomac ; à peine le malade éprouve-t-il une sensation de chaleur légère et fugace. Le second a produit bien des fois sur la muqueuse gastrique une irritation très-marquée, caractérisée par de la douleur, de la dyspepsie, des vomissements même. Cette action irritative s'est fait sentir aussi sur la muqueuse intestinale et on a vu se produire des selles répétées, de véritables purgations. Peut-être doit-on rapporter ces phénomènes plutôt à l'excitation exagérée de la muqueuse qu'à l'hypersécrétion de cette membrane. Le bromhydrate de quinine n'a jamais produit de ces effets qui, pour n'être pas dangereux, sont cependant à craindre et à éviter, puisqu'ils forcent le médecin à suspendre l'emploi du médicament.

On a constaté dans le nouveau sel quelque phénomènes qui rappellent le quinisme à un faible degré : mal de tête, bourdonnements d'oreilles, surdité ; une certaine tendance au sommeil et de la langueur musculaire paraissaient plutôt devoir être rapportées au bromisme. Cependant le brôme entre pour bien peu dans la composition du médicament et l'impressionnabilité exagérée du sujet a dû être pour beaucoup dans la manifestation de ces symptômes. Mais il est probable que l'atténuation de l'ivresse quinine résulte de la combinaison du brôme avec la quinine.

Si l'on considère le sulfate de quinine dans ses effets sur le système nerveux, on est frappé au contraire par l'énergie de son action : céphalalgie, étourdissements, obnubilation de la vue, bruissements d'oreilles, titubation, dilatation pupillaire, etc., etc.

Comme le sulfate de quinine, le bromhydrate tempère la calorification, diminue les combustions, resserre les capillaires sanguins et augmente la tension vasculaire ; il est donc capable de modérer ou d'arrêter le mouvement fébrile et d'apaiser les phénomènes de congestion spléno-hépatique que l'on rencontre toujours dans la fièvre intermitente.

Enfin la rapidité d'action est bien différente dans les deux médicaments, et ici encore le bromhydrate de quinine l'emporte d'une manière éclatante sur le sulfate.

On sait que le sulfate de quinine n'enraie pas l'accès quand il est donné peu de temps avant. Il faut, pour empêcher le retour de la fièvre, l'administrer plusieurs heures avant son apparition. Sydenham prescrivait le sulfate de quinine immédiatement après l'accès. Bretonneau suivait la même méthode en donnant le quinquina le plus loin possible de l'accès à venir.

Hirtz, dans le *Dictionnaire de médecine et de chirurgie pratiques,* s'exprime en ces termes : « La quinine, dans les cas « ordinaires, doit être prise quelque temps, et non immé- « diatement avant l'accès. La durée de cinq heures avant « l'accès paraît la meilleure limite, d'après un grand nombre « d'observateurs. Dans ces cas, elle peut empêcher l'accès « suivant ; tandis que, donnée seulement trois heures avant, « elle n'en conjure pas le retour. »

Delioux de Savignac écrit (*Dictionnaire encyclopédique des sciences médicales,* t. Ier, 5e série, p. 237) : « L'inter- « valle qui sépare les accès indique le moment où l'antipério- « dique doit intervenir. Dans les fièvres intermittentes régu- « lières, quand l'heure de début de l'accès futur peut être « assez rigoureusement prévue, la quinine se prescrit trois

« ou quatre heures avant l'accès; trop rapprochée de
« celui-ci, elle n'aurait pas le temps de modifier suffisam-
« ment l'organisme pour en prévenir l'invasion ; trop éloi-
« gnée, son action pourrait être en partie épuisée à l'heure
« où l'accès se manifeste. »

Ainsi, pour ces auteurs, la quinine doit être prise de trois
à cinq heures avant l'accès, si l'on veut en conjurer le
retour. Quoique l'un admette qu'une période de trois
heures est suffisante pour avoir un résultat satisfaisant, et
que Hirtz prétende cette durée trop courte, ils n'en sont pas
moins d'accord tous deux pour dire que la quinine prise,
par exemple, deux heures avant l'accès, n'a aucun résultat
sur cet accès.

Il n'en est pas de même du bromhydrate de quinine : son
action fébrifuge se manifeste quand il a été absorbé seulement une heure avant l'accès ; dans ce cas les accidents
paludéens font complétement défaut ; pris dans un intervalle de temps plus rapproché encore, il les atténue. On
comprend de suite quels services cette préparation de
quinine pourra rendre lorsque l'on aura affaire à des accès
de fièvre pernicieuse, lorsqu'il sera nécessaire d'intervenir
par une prompte et énergique répression.

USAGES

Le bromhydrate de quinine a été employé avec succès
contre des *vomissements incœrcibles* datant de plusieurs
mois et sous la dépendance de l'hystérie.

Il a pleinement réussi dans des *névralgies congestives périodiques*.

Son emploi a été suivi de succès dans des *céphalées* et des
congestions encéphaliques, dans des *fluxions viscérales* ou

articulaires, diathésiques, d'origine rhumatismale ou goutteuse.

Enfin le bromhydrate du quinine a surtout montré son efficacité dans le traitement des *fièvres intermittentes franches* d'origine palustre. De nombreuses observations ont été prises par M. le Dr Soulez, médecin de l'hôpital de Romorantin, qui a publié dans le *Journal de thérapeutique* de M. le professeur Gubler un travail remarquable. Grâce à une expérimentation de plusieurs mois dans une contrée féconde en fièvres intermittentes, la Sologne, M. le Dr Soulez a pu réunir un assez grand nombre de faits qui démontrent clairement les vertus antipériodiques et fébrifuges du bromhydrate de quinine.

Seize observations recueillies avec soin lui permirent de confirmer des opinions déjà formulées par M. le professeur Gubler et d'arriver aux conclusions suivantes :

Le bromhydrate est incontestablement supérieur au sulfate de même base.

Employé en injections, il est d'une innocuité complète pour le tissu cellulaire, quand on prend la précaution de ne pas injecter plus de 0.10 centigrammes à la fois.

Absorbé par l'estomac, il ne produit pas l'irritation de la muqueuse, fait habituel aux fortes doses des autres combinaisons quinines, et principalement du sulfate.

Le bromhydrate de quinine, à des doses de 0.40 centigrammes à 1 gramme, n'occasionne pas le plus souvent les phénomènes de l'ivresse quinine ; et quand ils se produisent, ils sont considérablement atténués.

Pris une heure avant l'accès, il le conjure.

Donné à un moment plus rapproché, ou tout à fait à son début, il le fait avorter.

Administré à une époque plus éloignée, il en diminue la durée ; il supprime ou rend supportables les différents troubles qui sont inhérents à toute manifestation fébrile.

Déjà, en effet, M. le professeur Gubler, après une étude approfondie du nouveau médicament, avait publié dans le même journal le résultat de ses recherches :

La sohubilité du bromhydrate de quinine est plus grande que celle des autres sels de même base ; donc emploi facile en injections hypodermiques.

Innocuité complète de ces injections pour le tissu cellulaire qui le reçoit.

Atténuation de l'ivresse quinine, résultant de la combinaison du brôme avec la quinine.

Richesse plus grande en alcaloïde que celle du sulfate de quinine, sel généralement employé.

Nous allons donc reproduire ici les observations qui ont déjà été publiées dans le *Journal de thérapeutique* de M. le professeur Gubler, nous y ajouterons les faits récemment observés, et qui sont une éclatante confirmation des idées émises par notre savant maître. Bientôt, je l'espère, les faits recueillis seront assez nombreux et assez probants pour écarter tous les doutes et forcer toutes les convictions.

Obs. I. — *Journal de Thérapeutique* du 10 novembre 1875.

Pierre Ch., 58 ans, bûcheron, de la commune de Mur, entré à l'hôpital le 4 juillet 1875.

Il me raconte que le 5 mai, étant occupé à lier des cotrets de sapin, il reçut une averse qui le mouilla jusqu'à la peau. Le lendemain, il eut un accès de fièvre, qui débuta par un frisson intense et se termina par une abondante transpiration. Les jours suivants, la fièvre continuant, il prit une dose de sulfate de quinine, qui coupa les accès pour une huitaine de jours. La fièvre étant de nouveau survenue, il reprit une nouvelle dose de sulfate de quinine, qui la fit encore disparaître momentanément. Il avait des accès quotidiens depuis quinze jours, lorsqu'il se décida à se faire admettre à l'hôpital.

L'accès débutait à 9 heures du matin par un léger frisson et continuait jusqu'à 6 heures du soir. Alors il entrait en transpiration.

Cet homme est très-affaibli; sa figure présente cette teinte jaune qui caractérise la cachexie paludéenne. Ses jambes sont infiltrées jusqu'aux genoux; l'auscultation permet de percevoir un bruit de souffle doux au premier temps. La palpation abdominale fait constater l'existence d'une tumeur dure qui occupe le côté gauche de la cavité abdominale et descend jusqu'à l'arcade de Fallope. On constate que le bord antérieur de cette tumeur, qui descend jusqu'à la ligne blanche, est aigu, et l'on peut reconnaître les scissures qui en partent. Cette tumeur, qui est formée par la rate considérablement hypertrophiée, mesure 16 centimètres depuis le rebord costal jusqu'à sa limite inférieure.

La fièvre n'ayant pas été modifiée par son séjour à l'hôpital, nous commençons le 15 juillet la médication par le bromhydrate de quinine donné à la dose de 50 centigrammes, pris au déclin de l'accès.

Le 16, pas d'accès; prescription 0. 50 br. quinine.

Le 17, pas d'accès ; même prescription.

Le 18, pas d'accès ; la médication est suspendue.

Le 26, les accès n'ayant pas reparu, on fait prendre tous les jours au malade une potion contenant 2 grammes d'extrait alcoolique de quinquina jaune. Il quitte l'hôpital le 10 août, sans avoir eu de retour de fièvre. La rate, à sa sortie, mesurait 7 centimètres comptés à partir de la dernière côte.

Réflexions. — Ici nous sommes en présence d'une fièvre intermittente à accès quotidiens, accès violents qui en moins de quinze jours amènent le malade à un état de cachexie assez avancée. Le sulfate de quinine employé deux fois coupe les accès pendant quelque temps, sans les arrêter.

C'est alors que la médication par le brombydrate de quinine intervient, et après trois doses qui représentent 1.50 centigrammes de substance, les accidents sont conjurés; la fièvre ne reparaît plus dès le lendemain de l'absorption de la première dose du médicament. Un mois s'écoule sans qu'aucun phénomène fébrile ne se manifeste de nouveau. Le malade est donc bien guéri. Nous voyons ainsi que le brombydrate de quinine a été plus puissant que le sulfate de quinine. De plus, il n'a provoqué aucun symptôme d'irritation gastrique ni d'ivresse quinine; son action fébrifuge a été énergique et prompte; enfin les phénomènes de congestion splénique ont rapidement disparu.

Obs. II. — *Journal de Thérapeutique* du 10 novembre 1875.

Léon Rich..., 18 ans, domestique à Veilleins, entré le 9 juillet à l'hôpital pour des accès de fièvre tierce qui ont commencé le 20 juin. Les accès ayant persisté avec le même caractère après son admission à l'hôpital, nous pratiquons le 16, sur la région externe des deux bras, trois injections avec la seringue de Lüer, contenant 1 gramme de solution; en tout 30 centigrammes de sel quinine sont injectés.

Le malade éprouve au moment de la pénétration du liquide une sensation de brûlure fort tolérable.

Le 17, pas d'accès; le malade n'a rien ressenti; il se plaint seulement d'éprouver la même chaleur aux piqûres qui ont été faites. Du reste, la peau ne présente à ces endroits aucun signe d'inflammation. Il reste ainsi sans nouvel accès jusqu'au 22 juillet. Dans la nuit du 22 au 23, il est pris d'un petit frisson, la fièvre revient et se termine par une abondante transpiration, qui persistait le 23 au moment de notre visite.

Nous faisons une nouvelleinjection de 0.20 centigrammes en une seule fois. Comme à la première, le malade se plaint de brûlûres; du reste, pas d'ivresse quinine. Il prend, à partir du 26, du vin de quinquina et sort le 10 août guéri.

Réflexions. — La fièvre n'avait été qu'enrayée après l'absorption de 30 centigrammes de bromhydrate de quinine. Elle disparaît complétement après une nouvelle injection de 0.20 centigrammes. L'action de sel a été cette fois au moins égale à celle du sulfate de quinine comme antipériodique, mais elle a eu l'avantage de ne provoquer ni ivresse quinine ni phénomènes inflammatoires du tissu cellulaire, et cependant le malade s'est plaint d'une sensation de brûlure à chaque piqûre; ainsi tolérance parfaite du tissu cellulaire, tolérance aussi de l'estomac.

Obs. III. — *Journal de Thérapeutique* du 10 novembre 1875.

Victoire Gau..., 16 ans, de la commune de Villeherviers, entre à l'hôpital le 14 juillet, pour douleurs d'estomac et des côtés, revenant tous les jours à dix heures du matin et à quatre heures du soir.

Chaque accès est précédé d'une pâleur de la face avec sensation de prostration. Puis éclatent subitement des douleurs qui, débutant par le creux épigastrique, s'irradient avec la rapidité de l'éclair au côté gauche du thorax, le long de la colonne vertébrale jusqu'à la naissance du cou, pour s'étendre ensuite à toute la partie latérale droite de la poitrine. Ces douleurs sont continues, lancinantes; elles sont comparées par la malade à celles qu'elle éprouve quand elle souffre des dents.

La pression sur les apophyses transverses des vertèbres dorsales augmente la douleur. Pendant toute la durée de la crise, la malade est tourmentée par des nausées sans vomissements. Le pouls monte à 108, la température axillaire est de 39°. Elle se termine au bout d'une heure par quelques bâillements. L'accès du soir présente des caractères identiques. Le sulfate de quinine pris pendant trois jours de suite à la dose de 60 centigrammes n'amène aucun soulagement.

La malade se plaint seulement d'être sourde, d'avoir un bruit de moulin dans les oreilles, qui l'incommode. Elle a la tête lourde et elle présente de l'incertitude dans la marche.

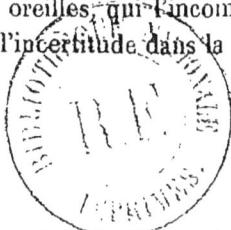

Le 22, l'ivresse quinine a diminué, mais les crises sont revenues aux mêmes heures et aussi douloureuses.

Le 23, les effets de la quinine étant passés, nous pratiquons à 9 h. du matin, une heure avant l'accès, sur la partie latérale gauche du thorax, quatre piqûres, et nous injectons 0.40 centigr. de bromhydrate de quinine. Sensation de brûlure au moment de l'injection.

Le 23 se passe sans crise; la malade n'a ressenti aucun des inconvénients qu'elle avait éprouvés par l'emploi du sulfate de quinine.

Le 24, nouvel accès, mais atténué, à 10 h. du matin. Celui du soir manque.

Le 25, nouvelle injection de 0.40 centigrammes par deux piqûres. Pas d'accès ce jour-là; pas de réaction inflammatoire au niveau des ouvertures pratiquées par l'aiguille. Pas de quinisme.

Le 26, nouvelle injection de 0.30 centigr. de bromhydrate de quinine qui est parfaitement toléré.

Elle sort de l'hôpital le 6 août. Elle y rentre le 17 pour accès quotidiens, sans retentissement du côté de l'estomac et des paires nerveuses intercostales et qui disparaissent rapidement sous l'influence des injections faites pendant quatre jours de suite à la dose de 10 centigrammes.

Nous avons oublié de dire que la rate de la malade, à son entrée, dépassait les côtes de 5 centimètres, et s'élevait jusqu'au 7e espace intercostal, en tout 12 centimètres, tendant le diamètre vertical. Cette jeune malade a été maintenue en observation jusqu'au 28 septembre. Les accès n'ont pas reparu, mais la rate conserve son volume anormal.

Réflexions. — Ainsi que le dit M. le docteur Soulez, nous avons affaire ici à une fièvre intermittente décrite sous le nom de fièvre larvée, type très fréquent en Sologne. La fille G. a absorbé, dans l'espace de 48 heures, 1 gram. 80 de sulfate de quinine. L'ivresse quinine s'est immédiatement manifestée par des symptômes non douteux : tintements d'oreilles, surdité, cephalalgie, vertige, etc... Cet état dure deux jours ; l'action physiologique du médicament est donc bien manifeste, et cependant les accès ne sont ni enrayés ni retardés.

40 centigrammes de bromhydrate de quinine ont suffi pour éloigner les accès, qui disparaissent complétement quand la malade par de nouvelles injections a absorbé 1 gram. 10 de ce dernier sel.

Une chose encore digne de remarque, c'est que l'injection est faite un heure seulement avant l'accès qui de cette façon n'a pas lieu. Or le sulfate de quinine employé dans un intervalle de temps si rapproché de la crise ne fait qu'augmenter la durée et l'intensité de l'accès.

Enfin, comme toujours, absence de complications du côté de l'estomac et du tissu cellulaire; pas de quinisme.

Obs. IV. — *Journal de Thérapeutique* du 10 décembre 1875.

M. V...., âgé de 66 ans, contracte la fièvre intermittente après une chasse aux marais, vers la dernière quinzaine d'août. Cette fièvre revient tous les soirs entre 7 et 9 heures. Débutant avec de violentes douleurs d'estomac, avec constriction de pharynx, sans frisson, elle se termine à 3 heures environ du matin par une légère moiteur. Dans la journée, le malade est seulement faible. Le sulfate de quinine donné pendant trois jours de suite à la dose de 60 centigr. n'amène aucune amélioration. M. V... ressent seulement les vertiges et les bourdonnements d'oreilles inhérents à la médication prescrite.

Nous injectons, le 2 septembre, 46 centigrammes de bromhydrate. La fièvre, à la suite, est coupée pour trois jours. Elle revient le 7 à la même heure. Le 8, nous injectons sur la partie latérale gauche du thorax, avec la petite seringue de Mathieu qui contient 63 centigram. de solution, par la même piqûre, cinq fois la seringue pleine, ce qui représente 34 centigrammes de sel. Le lendemain, le malade accuse une vive douleur au niveau de l'ouverture. Il ne peut ni tousser, ni éternuer, ni se remuer, sans augmenter la douleur. La peau, à cet endroit, présente, dans l'étendue de 1 décimètre carré, une légère tuméfaction. Sa coloration, d'un rouge foncé sur les bords, pâlit de de la circonférence au centre. On croirait assister à l'évolution d'un érysipèle. Des bords de la zone enflammée partent des traînées rouges au nombre de trois, affectant une direction différente. La supérieure se dirige vers le creux axillaire, l'inférieure vers le pli de l'aine, la médiane vers le creux épigastrique. Du reste, nous ne constatons aucune tuméfaction des ganglions. Les accidents diminuent le 10, et se terminent le 11 septembre.

Réflexions. — Cette observation, comme les deux suivantes, nous font voir d'une façon remarquable la supériorité du bromhydrate sur le sulfate de quinine. Dans les trois cas l'emploi du bromhydrate de quinine a été suivi d'un plein succès. Le sulfate au contraire, employé à doses plus fortes, donne des résultats négatifs et provoque dans deux cas (obs. 4 et 5) une ivresse quinine assez intense.

Une dose trop massive de bromhydrate injectée par une seule ouverture a causé une lymphangite qu'il sera toujours facile d'éviter, on le comprend parfaitement.

Obs. V. — *Journal de Thérapeutique* du 10 décembre 1875.

Bac..., âgé de 32 ans, habite un des quais de la Sauldre, à Romorantin. Le lit de cette rivière, par suite des besoins des usines, est soumis à un desséchement complet pendant les mois les plus chauds de l'année. En 1874, je lui donnai mes soins pour une névralgie du trifacial gauche, avec fièvre intermittente, qui ne céda qu'à de fortes doses de sulfate de quinine. Cette année, au mois de mai, il me demanda pour une névralgie périodique du plexus cervical gauche, accompagnée de violents accès de fièvre. Le sulfate de quinine à haute dose eut encore raison de la névralgie et de la fièvre. Le 3 octobre, il m'envoie chercher à 11 heures du soir. La fièvre avait débuté à cinq heures par un frisson d'une extrême violence, qui

n'avait cessé qu'à 9 heures. En même temps que le frisson, B...
ressentait de vives douleurs dans le ventre, sans vomissements, sans
évacuations alvines. Le moindre contact du drap, le plus léger
attouchement sur l'abdomen, lui faisait pousser des cris déchirants;
cependant le ventre avait la forme habituelle, sans ballonnement;
l'intelligence était nette. Cette douleur s'irradiant depuis la huitième
vertèbre intercostale jusqu'au sacrum, devenait plus accusée quand
on pressait ces vertèbres. Le pouls était à 112 et le thermomètre,
placé au creux axillaire, marquait 40° 5/10. Je prescrivis 2 grammes
de sulfate de quinine en huit prises, une toutes les demi-heures.
L'accès se termina à midi seulement par une légère moiteur.

Le 4, à 7 h. du soir, nouvel accès aussi fort, quoique le malade fût
encore sous l'influence de la quinine. Surdité, vertiges, bourdonnements dans les oreilles. Il s'y joignit le phénomène fort désagréable
d'une tension du creux épigastrique et que le malade attribuait au
sulfate de quinine, accident qui, disait-il, s'était produit chaque fois
qu'il en avait fait usage. L'accès de fièvre présenta les mêmes allures
que le précédent et se termina le 8, à 1 heure.

Je fis prendre immédiatement après l'accès 1 gramme de bromhydrate en dix pilules. A 7 heures, nouvel accès, mais très-léger;
frisson à peine senti par le malade, quelques légères douleurs abdo-
minales et lombaires, et ce fut tout. A 9 heures, c'est-à-dire deux
heures après le début, le malade s'endormait sans fièvre et ne
souffrait plus. Il reprend le lendemain matin 50 centigrammes de
bromhydrate.

B... n'a pas ressenti le plus petit effet du bromhydrate, qui a été
parfaitement toléré par l'estomac. A partir de ce jour, les accès ont
été définitivement coupés.

Obs. VI. — *Journal de Thérapeutique* du 10 décembre 1875.

Marie Cronier, âgée de 41 ans, de la commune de Milliancey, a con-
tracté la fièvre, après avoir pêché des sangsues dans un étang. Elle
avait eu la fièvre déjà à plusieurs reprises, ainsi qu'en témoigne la
rate, qui occupe une partie de la cavité abdominale.

A partir du 23 septembre, la fièvre la prend deux fois par jour, à

Herbillon   2

5 heures du matin et à 5 heures du soir, laissant entre les deux accès une apyrexie de cinq heures.

Contre cette double quotidienne qui durait depuis huit jours, quand nous la voyons pour la première fois, elle avait employé le sulfate de quinine à la dose de 60 centigrammes pendant trois jours de suite; mais ce fut sans résultat.

Un gramme de bromhydrate de quinine en une seule dose suffit pour empêcher le retour des accès, sans que la malade éprouvât le moindre dérangement de l'estomac, sans qu'elle perçût le plus petit trouble nerveux.

Obs. VII. — *Journal de Thérapeutique* du 10 décembre 1875.

Joséphine R... âgée du 29 ans; fièvre double tierce depuis le 29 juillet. Le premier accès débute entre 5 et 6 heures du matin et se termine vers les 3 heures par une sueur abondante. Ce premier accès est suivi le lendemain d'un autre plus faible, qui, commençant à midi, finit à 4 heures du soir. Pendant six jours nous avons pu nous convaincre de la régularité dans les heures des accès. Injection le 7 août, à 11 heures, c'est-à-dire une heure avant le début probable de la fièvre, de 60 centigrammes de bromhydrate. L'accès du 8 a manqué; il en est ainsi pour les jours suivants.

Obs. VIII. — *Journal de Thérapeutique* du 10 décembre 1875.

Mart..., âgé de cinq ans. Ses parents habitent une des parties les plus marécageuses de la Sologne, aussi présentent-ils les signes d'une cachexie paludéenne invétérée. Cet enfant est pâle, présente de la bouffissure; sa rate est déjà monstrueuse. Depuis trois semaines la fièvre le prend régulièrement entre 6 et 6 heures 1/2 du soir; elle persiste jusqu'à 3 heures du matin, heure à laquelle le stade de sueur se dessine. Le 3 octobre, à 5 heures et quart, on donne à l'enfant 30 centigrammes de bromhydrate en poudre. La fièvre ne se montre ni à son heure habituelle, ni les jours suivants. Elle revient douze jours après, sans type fixe. On continue la médication.

Obs. IX. — *Journal de Thérapeutique* du 10 décembre 1875.

Pap..., âgé de 72 ans, vieillard de l'hospice, est atteint de fièvre tierce depuis le 28 septembre. Tous les deux jours, à 9 heures du soir, il est pris d'un léger frisson, suivi d'une chaleur ardente.

L'accès diminue vers les cinq heures du matin et ne se termine complétement qu'entre 7 et 8 heures. Cet état persiste depuis un mois avec la constante régularité que nous venons d'indiquer. Au début on avait essayé d'enrayer les accès, en lui donnant le sulfate de quinine à la dose de 80 centigrammes pendant trois jours de suite. Ce dernier sel ne produisit aucune amélioration ; la fièvre ne fut pas même retardée, effet assez ordinaire du sulfate de quinine quand l'accès n'est pas coupé.

Le 25 octobre, un mois environ après le début, nous injectons à 8 heures du soir 60 centigrammes de bromhydrate. Le thermomètre qui marquait avant l'expérience 37° 6/10, n'a pas varié pendant la nuit. Le lendemain et les jours suivants la fièvre n'est pas revenue.

Obs. X. — *Journal de Thérapeutique* du 10 décembre 1875.

F..., âgé de 22 ans. Depuis quatre jours, accès se produisant à 6 heures du soir par un violent frisson, avec claquement des dents et qui dure trois heures ; puis chaleur et transpiration ; l'accès se termine à 9 heures du matin.

Au moment du frisson, la température est de 37° 8/10es, le fastigium est atteint à 2 heures du matin et le thermomètre marque à ce moment 40° 6/10es ; puis la température diminue jusqu'à 9 heures ; à ce moment elle est de 37° 4/10es. Notre intention était de faire l'injection à 5 heures précises. Une circonstance indépendante de notre volonté ne nous permit d'arriver à l'hôpital qu'à 5 heures 1|2. Une injection de 1 gramme de bromhydrate fut faite à 5 heures 35 minutes, c'est-à-dire 25 minutes seulement avant l'apparition probable de l'accès, et c'est ce délai si court qui nous restait qui me

détermina à faire une injection d'une dose plus forte du sel qui-
nique.

La température au creux axillaire était à ce moment de 37° 6/10ᶜᵉ.
A 6 heures précises, le malade est pris d'un frisson dans le dos, qui
ne se répète pas. La température monte à 38°, le pouls bat à 84 pul-
sations. Du reste, pas le plus léger malaise, et le malade est fort
étonné quand nous lui apprenons qu'il a la fièvre.

A 1 heure du matin, tout était terminé.

Réflexions. — Ces quatre dernières observations s'ajou-
tent, se corroborent pour démontrer d'une façon indéniable,
indiscutable la valeur du bromhydrate de quinine comme
agent antipériodique. De plus elles mettent en lumière un
fait très important, à savoir : dans les fièvres intermittentes
régulières, celles dont les accès reviennent à heure fixe
et où il est facile de prévoir l'heure de la manifestation,
le bromhydrate de quinine conjure l'accès alors qu'il a été
administré seulement une heure avant.

Dans ce dernier cas, bien que la dose de sel ait été forte,
le malade n'a ressenti que quelques légers bruissements
d'oreilles.

Obs. XI. — *Journal de Thérapeutique* du 25 décembre 1875.

S..., âgé de 14 ans, a la fièvre depuis un mois quand il entre à
l'hôpital le 13 octobre. Les huit accès examinés après son entrée à
l'hôpital ne présentent que de très-légères dissemblances. Le frisson
éclate entre 37° 8/10 et 38° 2/10, vers 9 heures du soir. Les accès se
terminent le lendemain entre 8 heures et 9 heures du matin.

Le 8 novembre, après avoir constaté cette régularité, nous injectons à 9 heures 1/4, au moment où le frisson éclate 60 centigrammes
de bromhydrate de quinine. A 11 heures du soir, la température
atteint son maximum d'élévation 39° 1/10. Le pouls est à 84. A

minuit et demi le thermomètre marque 37° 4/10, qui est la température ordinaire.

Observation XII.

Ferrand Louis, 21 ans, entre à l'hôpital le 22 octobre pour fièvre intermittente contractée après un refroidissement vers les premiers jours de septembre.

Huit jours avant son entrée et huit jours après, la fièvre, qui affecte le type quotidien, débute entre 10 et 11 heures du matin par un frisson violent qui dure cinq heures. Elle se termine le lendemain à 1 heure après minuit, après une abondante transpiration.

Le summum d'élévation de la température est de 40° 2/10.

Injection le lendemain à 11 heures. — Dix minutes après, le frisson cesse, la température descend rapidement.

Cet accès avorté dura 2 heures et demie.

Observation XIII.

R... garçon meunier, a une fièvre quotidienne depuis huit jours, qui n'a pas cédé à deux doses de 60 centigrammes chacune de sulfate de quinine.

Les accès ont une durée de 14 heures. Injection le 2 novembre, à 4 heures du soir, deux heures après le début, de 80 centigrammes de bromhydrate de quinine. L'accès se termine à 10 heures du soir. En tout 6 heures au lieu de 14.

Observation XIV.

C... maçon, 21 ans. Accès quotidiens datant du 15 octobre, avec frisson, durant de 12 à 15 heures. Injection de 1 gramme de bromhydrate le 3 novembre, 2 heures 1/2 après le début. L'accès dure 7 heures.

Observation XV.

Reb... tonnelier à Romorantin, 33 ans; fièvre tierce depuis un mois. Les accès varient entre 9 heures et 12 heures de durée. Le malade prend 1 gramme de bromhydrate en 10 pilules, une heure après le début du frisson, et le dernier persistant encore. L'accès dure 7 heures.

Réflexions. Ces cinq dernières observations témoignent de la rapidité d'action du bromhydrate de quinine, ainsi que de sa puissance, variable cependant, selon que le médicament est administré pendant ou après l'accès.

Ces différents malades à la suite d'absorption d'une haute dose de substance, ont eu a divers degrés des manifestations d'ivresse quinine : agitation musculaire, excitation cérébrale et même délire, vomissements et diarrhée; mais ces phéno-mènes sont peu marqués, ils disparaissent rapidement pour faire place à une sorte d'état léthargique.

Observation XVI.

Gaudat, 17 ans, est admise à l'hôpital le 25 octobre pour fièvre tierce. Les accès débutent entre 8 h. 1/2 et 9 h. 1/2 du matin par un frisson intense et se terminent entre 5 et 6 heures du soir par une sueur profuse.

Au moment où le frisson éclate, le thermomètre marque 37° 4/10 à la fin du frisson il est à 39° 6/10. Dix minutes après, violente céphalalgie, agitation extrême persistant avec la même intensité jusqu'à la période de déclin, diminuant pendant cette période pour disparaître lorsque la transpiration est établie. T = 38° 4/10.

En même temps que la céphalalgie, douleurs épigastriques et rejet de matières mucoso-bilieuses.

La malade raconte qu'il lui semble que son estomac et ses côtés sont étreints par un cercle de fer. Le vomissement supprime ses douleurs pour quelques minutes, puis elles reviennent avec la même intensité, et avec elles les vomissements. Elles s'atténuent également pendant la défervescence et cessent avant la céphalalgie.

Injection de bromhydrate de quinine, 0.80 centigrammes, une heure après le début de l'accès ; la période d'état n'a pas lieu.

Absence totale de souffrances, comme dans les cas précédents. La malade est plongée dans un état de langueur qui n'est pas éloigné d'un certain bien-être.

OBS. XVII. — Fièvre intermittente d'origine miasmatique, guérie par le bromhybrate de quinine. Recueillie par M. le docteur H. Rendu lauréat (médaille d'or) des hôpitaux. (*Journal de Thérapeutique*, 24 janvier 1876.)

Camille R., maçon, âgé de 20 ans, n'ayant jamais été malade, était occupé à travailler aux terrassements du fort de Buc, près de Versailles au voisinage de l'étang de Saclay. Il y était employé depuis près de trois semaines.

Le 18 octobre, il fut pris d'un violent frisson et d'un accès fébrile intense, avec céphalalgie gravative.

Le lendemain matin, il était courbaturé, mais sans fièvre. Il crut pouvoir travailler, mais dans l'après-midi un nouvel accès, analogue à celui de la veille, se reproduisit. On l'amena, le 21 octobre, salle Saint-Louis, n° 9 ; il ne fut vu que le lendemain matin 22 octobre. (L'interne de garde avait constaté un état fébrile intense, 40° environ.)

On le trouva avec un peu de fièvre, le pouls à 100, large et mou, le visage légèrement animé, la peau moite, les lèvres couvertes de quelques groupes d'herpès. La langue était large et sale, le ventre souple, un peu sensible à l'épigastre et à l'hypocondre gauche. La rate semblait assez volumineuse ; le poumon gauche, à la base, présentait une respiration obscure et une crépitation vésiculaire fine.

Les urines, de couleur ambrée foncée, ne renfermaient ni acide urique en excès, ni albumine.

On pensa le premier jour à une fièvre catharrale à frigore, et un éméto-cathartique fut ordonné.

Dans la soirée, malgré le vomitif, le malade fut repris, vers 4 heures du soir, de frisson, suivi bientôt de chaleur et de sueurs : le thermomètre s'éleva à 40°1 et le pouls à 120. L'accès dura jusqu'à 10 heures du soir.

Le 23 octobre au matin, la fièvre était complétement tombée et la température remarquablement basse : 36° 2. Mais, vers une heure de l'après-midi, le frisson se renouvela ; la température, prise une demi-heure après le début de l'accès, était de 40° 9. Il n'était plus douteux que l'on eût affaire à une fièvre intermittente à type quotidien. La rate était très-volumineuse, sensible à la pression, et mesurant 20 centimètres de matité verticale. Le foie, également gros et douloureux, débordait de trois travers de doigts les fausses côtes.

Le 24 octobre, 6e jour de la maladie, M. Gubler fait pratiquer à 9 heures du matin deux injections sous-cutanées de bromhydrate de quinine : 0. 20 centigrammes sont ainsi injectés dans le tissu cellulaire, sans que le malade accuse de douleur vive. Dans l'après-midi, une dose équivalente (0.20) est administrée par les voies digestives, ce qui porte à 40 centigrammes la quantité de bromhydrate ingérée.

Ce jour-là, l'accès ne se reproduit pas, et le soir le thermomètre se tient à une température fort basse, 36° 8. Le malade éprouve une sensation de bien-être considérable.

25 octobre. — Apyrexie complète. M. Gubler constate ce matin que les limites de la matité hépatique sont moindres : le foie est évidemment moins congestionné que la veille ; la rate paraît aussi volumineuse, mais il n'y a plus autant de sensibilité à la pression de l'hypocondre gauche.

On renouvelle l'injection sous-cutanée de 0.20 de bromhydrate de quinine. (Les piqûres de la veille n'ont laissé aucune irritation de la peau, et sont absolument indolentes.) Dans la journée, le malade absorbe également 20 autres centigrammes de bromhydrate, par la voie stomacale.

L'accès de l'après-midi ne se renouvelle pas, mais il y a, vers

4 heures du soir, une petite bouffée de chaleur avec moiteur de la peau ; le thermomètre monte à 38°2.

26 octobre. — On abaisse la dose de bromhydrate de 20 centigrammes seulement, administrés par la méthode hypodermique. L'accès ne se reproduit pas le soir.

27 octobre. — Bromhydrate : 10 centigrammes. Le foie est revenu à son état normal ; la rate est encore grosse, mais nullement douloureuse. Le malade est en pleine convalescence.

Il demande à sortir de l'hôpital le 29 octobre.

Réflexions. — Au début de la maladie, cet homme est pris de tous les symptômes d'un catarrhe gastrique fébrile, et le premier jour rien ne distingue ce catarrhe d'origine paludéenne. Car c'est bien un cas de fièvre intermittente, légitime, quoique cette maladie soit fort rare parmi la population parisienne. Ne sait-on pas en effet que le simple mouvement des terres, par suite duquel les couches profondes humides et chargées de débris organiques sont exposées à l'action de l'air, peut amener des fièvres intermittentes et des plus graves dans une localité qui en est d'ordinaire exempte? Les défrichements, les travaux de canalisation ou de nivellement dans les villes permettent souvent de vérifier la justesse de cette assertion. Or cet homme est bien dans les conditions voulues : il travaillait au fort de Buc, exposé aux émanations de l'étang de Saclay, occupé à des travaux de terrassements pendant lesquels de nombreux ouvriers ont déjà été pris d'accidents analogues.

Ainsi donc nous sommes en présence d'une fièvre palustre à type quotidien, mais sans régularité absolue.

Nous remarquons que les injections hypodermiques ont été non-seulement d'une innocuité parfaite, mais qu'elles n'ont produit aucune douleur au moment de la piqûre. Nous appellerons en outre l'attention sur la rapidité d'action du

médicament, même à une faible dose, puisque il a suffi de
0.40 centigrammes de sel pour conjurer l'accès qui depuis
n'a plus reparu.

Obs. XVIII. — Fièvre intermittente tierce : guérison rapide par le bromhydrate de quinine en injections hypodermiques. Recueillie par
M. le docteur Rendu. (*Journal de Thérapeutique* du 25 janvier 1876.)

Jules P..., âgé de 19 ans, terrassier d'Alençon, entre à l'hôpital
Beaujon le 17 novembre dernier, dans le service de M. le professeur
Gubler. C'est un jeune homme bien constitué, qui jusqu'ici n'a
jamais été malade et qui notamment n'a pas eu de fièvres intermittentes en Normandie.

Depuis cinq semaines, il est pris d'accès fébriles qui reviennent
tous les deux jours, mais sans être absolument bien réglés. Ces accès
se caractérisent par un frisson intense, qui se déclare en général
entre 11 heures et midi, et qui dure trois quarts d'heure. Après quoi
surviennent de la chaleur et une sueur profuse qui se prolonge pendant plus d'une heure. Quelquefois (d'après le dire du malade), il se
produit dans la journée deux accès distincts, précédés de frissons,
mais ces jours à accès doublés ne reviennent pas à intervalles périodiques; on ne peut donc admettre ici une tierce doublée.

Au moment de son arrivée, le malade se présente avec un état
fébrile très-intense. Le visage est animé, la peau chaude et sèche,
le pouls à 120, la température axillaire à 40° 2. La langue est assez
belle, non saburrale ; il n'y a pas de symptômes d'embarras gastrique, seulement un peu de sensibilité à l'épigastre.

L'examen des organes montre l'intégrité de l'appareil respiratoire
et du cœur. Par contre, le foie et la rate sont gros et sensibles à la
pression. Le foie mesure 20 centimètres de matité verticale sur la
ligne mamelonnaire, et la rate 14 à 15 centimètres.

La cause de ces accès intermittents est obscure. Le malade était
occupé à des travaux de terrassement dans ces dernières semaines
à Pantin : il habite dans cette localité depuis un an et n'a jamais été
malade. Il ne travaillait pas le long du canal.

Le lendemain 18 novembre, l'accès survient entre 9 et 10 heures
du matin ; on trouve à la visite le malade en pleine fièvre. (Pouls

— 31 —

30, température 40° 6.) La rate mesure 17 centimètres de matité verticale, le foie 19 centimètres.

Séance tenante, on pratique sous la peau de l'abdomen deux injections de un centimètre cube de la solution de bromhydrate de quinine, contenant 0.10 de sel; en tout, 20 centigrammes.

Le soir, le pouls est à 104, la température à 39°. Le malade se sent moins abattu. La rate paraît avoir un peu diminué de volume (16 centimètres). On ne pratique pas de nouvelle injection de bromhydrate.

19 novembre. — Le malade est complétement sans fièvre Il a perdu l'animation que causait l'état fébrile et son teint paraît plombé et verdâtre, comme à la suite des fièvres intermittentes anciennes. La température est tombée brusquement à 36°.5, le pouls à 84.

Nouvelle injection de 0.20 de bromhydrate de quinine.

Le soir, la fièvre ne se reproduit pas, le thermomètre est à 37°. La rate est encore grosse, mais elle a diminué certainement depuis le premier jour où on l'a mesurée. (Injection 0. 10 du médicament.)

Le lendemain 20 novembre, à la place de l'accès qui aurait dû venir vers 9 ou 10 heures, il ne survient aucun mouvement fébrile : la température prise vers cette heure est à 36°3, le pouls à 66. Le malade se sent bien et a faim.

Comme la veille, une injection de 0. 20 est pratiquée le matin, une de 0.10 le soir. Aucune des piqûres faites précédemment n'a déterminé la moindre irritation locale. Le foie a sensiblement diminué de volume, et il ne déborde plus les fausses côtes ; la rate est encore grosse.

A partir de ce moment, le malade ne prend plus de bromhydrate de quinine. Le traitement consiste uniquement en toniques (*vin de quinquina*, *eau de Spa*). L'appétit est bon et les digestions sont faciles.

Au bout de quelques jours, le malade ne conserve plus aucune trace du teint plombé et terreux qu'il présentait à son arrivée. Il demande à être envoyé à Vincennes le 4 décembre. A cette date, il paraît complétement guéri, et sa rate, d'abord si volumineuse, est complétement revenue à ses dimensions physiologiques.

Réflexions. — Ici encore la profession du malade confirme

l'origine palustre de l'affection ainsi que nous l'avons exposé dans l'observation précédente.

Dès la première injection d'une faible dose de bromhydrate de quinine (0.20 centigrammes), les phénomènes de congestion splénique s'amendent, le soir même la rate est diminuée de volume.

La fièvre le lendemain même a cédé à l'action du médicament, l'accès a été véritablement jugulé.

On poursuit le traitement pendant trois jours, et le malade sort guéri, n'ayant pris en tout que 0.80 centigrammes de bromhydrate de quinine.

Tous ces exemples sont bien remarquables, et il semble que les conclusions énoncées plus haut n'aient plus besoin d'autre confirmation. Mais on ne saurait trop multiplier les faits quand il s'agit d'un médicament d'une telle importance. C'est pourquoi j'ai cru devoir en apporter de nouveau. Ils ont tous été pris dans le service de M. le professeur Gubler et je les dois à l'obligeance de M. le docteur Raymond, l'interne du service.

Obs. XIX. — C. Léocadie, 22 ans, entre le 20 mai 1876 à l'hôpital Beaujon, salle Sainte-Marthe n° 7, dans le service de M. le professeur Gubler.

Renseignements. — Depuis quelques années la malade habite Paris. Il y a quinze jours elle est revenue de son pays, Chavigny, près Soissons. Déjà dans le service, il y a deux ans pour une fièvre typhoïde, la malade y a séjourné longtemps, elle a eu plusieurs érysipèles dans le cours de sa convalescence. Auparavant elle n'avait jamais été malade et depuis sa sortie de l'hôpital elle s'est toujours bien portée.

Rien de particulier dans les antécédents.

Le 15 mai dernier, c'est-à-dire lundi, étant sortie faire une course, elle ressentit un grand froid qui commença par le creux de l'estomac, gagna les mains, puis le corps ; ce frisson, accompagné de tremblement marqué, dura deux heures ; alors survint une grande

chaleur suivie de sueurs peu abondantes. Elle remarqua en outre
que ses urines étaient plus foncées en couleur, plus chargées que d'ha-
bitude. Le mardi, elle avait encore très-mal à la tête et elle ressentait
une certaine lassitude musculaire, mais elle n'eut pas d'accès de
fièvre. Le *mercredi* vers deux heures, nouvel accès qui dure aussi
longtemps que le premier. Rien à noter de particulier, le lendemain,
jeudi 18 mai, elle se sent relativement bien. Mais, le *vendredi* 19,
vers deux heures, après avoir mangé un peu et au moment où elle
se disposait à sortir, nouveau tremblement et nouvel accès de fièvre.
La malade entre à l'hôpital le lendemain, 20 mai.

20 mai. — Ce n'est pas le jour de l'accès ; aussi l'état de la malade
est à peu près satisfaisant. Pas de céphalalgie. Apyrexie complète.
Langue un peu chargée ; perte d'appétit. Soif assez vive, pas de vomissements. Urines normales, selles régulières. Ni toux ni expectoration.
Rien aux poumons. Rien au cœur. Léger degré d'hypertrophie de la
rate. Ventre un peu douloureux à la pression, sans doute, par suite
de la présence des règles.

La journée s'écoule sans rien de particulier.

21 mai. — L'accès de fièvre survient très-violent vers 2 h. de
l'après-midi, précédé par une douleur assez intense que la malade
accuse au-dessous du sein gauche : frisson général accompagné de
tremblement qui dure 1 heure 1/2 ; ensuite stade de chaleur, température axillaire de 39°. Vers 3 h. 1/4 stade de sueurs. Le soir à 5 h.
le thermomètre marquait encore 39°.

Rate volumineuse.

22 mai. — Peau moite sans chaleur, pouls régulier. Tm. 36°9.

On fait le soir deux injections de bromhydrate de quinine, en tout
0.20 centigrammes de médicament. La journée est bonne. Ts. 37°.

23 mai. — Ce matin, jour de son accès habituel, la malade ne
ressent pas les prodiômes qu'elle éprouve ordinairement, c'est-à-dire
malaise, lassitude, bâillements répétés, sensations de froid. Tm. 36° 2.

Nouvelles injections de bromhydrate de quinine de 0.20 centigrammes.

La journée se passe sans que l'accès survienne. La malade se
trouve mieux que de coutume, un peu de céphalalgie et perte
d'appétit.

La rate est moins volumineuse.

24 mai. — Toujours perte d'appétit. Cependant langue nette, soif moins vive. Pouls régulier (70). Toute la journée, légère élévation de température, bien que ce ne soit pas le jour de l'accès. Tm. 37° 8. Ts. 38°. Néanmoins, on cesse les injections.

25 mai. — L'état fébrile a disparu, à peine un peu de céphalalgie.

29 mai. — Rien de particulier à noter jusqu'à ce jour. La malade est considérée comme guérie. Cependant l'après-midi un peu de malaise, de lassitude, non suivie de fièvre.

30 mai. — Pas de fièvre, un peu de lassitude musculaire. Le mieux persiste et la malade sort guérie le 7 juin, les accès n'ont pas reparu.

Réflexions. — Loin d'être endémique à Paris, la fièvre intermittente franche se rencontre rarement dans nos hôpitaux; les affections palustres sont étrangères à la nosologie parisienne. Et cependant nous sommes bien ici en présence d'accidents paludéens véritables, légitimes, dont la cause nous échappe. Quoi qu'il en soit, l'action thérapeutique du médicament est bien évidente dans cette observation : il a suffi de 0.60 centigrammes de bromhydrate de quinine pour faire cesser les accidents. La malade est rentrée chez ses maîtres, et ce n'est qu'au bout de trois semaines que la fièvre a reparu, se manifestant par des accès en tout semblables aux premiers. Trois jours de traitement ont suffi cette fois pour amener la guérison : des injections de 0.40 centigrammes pendant trois jours, en tout 1 gram. 20, ont conjuré définitivement les accidents, puisque la malade n'est pas revenue.

Obs. XX. — T. Ernestine..., 21 ans, lingère, entre à l'hôpital Beaujon le 20 mai 1876. Salle Sainte-Marthe n° 9.

Santé ordinairement bonne. A eu deux attaques d'hystérie, pour lesquelles elle a été soignée à la Pitié.

Il y a quinze jours, vers trois heures de l'après-midi, elle fut prise de frissons, de tremblements, qui ont duré une heure environ. Elle avait ensuite une chaleur très-grande et une transpiration abondante. Les accès de fièvre semblent, d'après son dire, se terminer seulement le matin ; elle va bien ensuite jusqu'au milieu de la journée

21 mai. — *État actuel.* A la visite du matin, la malade est sans fièvre, la peau est fraîche. Léger état gastrique : langue blanche saburrale, quelques nausées, trois ou quatre selles en diarrhée. Urines abondantes rougeâtres, laissant précipiter beaucoup de sels. Rien aux poumons, rien au cœur.

Ventre souple, non ballonné ; pas de douleur à la pression. Tm. 36° 4.

Prescriptions. — Un verre d'eau de Sedlitz.

Vers trois heures de l'après-midi survient l'accès de fièvre quotidien avec les trois stades bien marqués. A la visite du soir, les sueurs sont abondantes. Ts. 39° (à 5 heures).

Elle prend : sulfate de quinine 0.25 centigrammes.

22 mai. — La malade est un peu mieux. La fièvre a disparu dans la nuit. Cependant un peu de céphalalgie persiste. Un peu d'albumine dans les urines. Tm. 37°. Un verre d'eau de Sedlitz. Nouvel accès de fièvre à 3 heures du soir. Ts. 38°4. Sulfate de quinine, 0.25 centigr.

23 mai. — L'accès de fièvre est moins fort. Tm. 37°. Ts. 38°.

24. mai — Vers trois heures, frisson intense qui a duré une heure. Puis chaleur très-vive, et ensuite transpiration abondante. Céphalalgie intense, bourdonnements d'oreilles. Tm. 36°6. Ts. 39°.

25 mai. — La fièvre a cessé vers six heures du matin, dit la malade. Tm. 36°6. A trois heures, nouvel accès de fièvre. Ts. 39°3.

On fait une injection de bromhydrate de quinine de 0.20 centigr. Le soir l'accès n'apparaît pas.

26 mai. — Au matin la malade est sans fièvre. Tm. 36°4.

On fait une nouvelle injection de 0.20 centigrammes de bromhydrate de quinine.

Le soir, pas de fièvre ; on ne constate même pas les prodrômes ordinaires de l'accès.

Les jours suivants l'amélioration persiste ; la fièvre a complétement disparu. On suspend les injections de bromhydrate de quinine. La malade reste en observation jusqu'au 6 juin, jour où elle part pour le Vésinet, guérie, sans qu'un nouvel accès soit survenu.

Nous sommes encore en présence d'une affection palustre dont la cause nous échappe. Dans cette observation comme dans la précédente, la fièvre intermittente est bien franche ; mais ici le résultat est encore plus concluant : le sulfate de quinine n'a eu aucune action sur les accès de fièvre, et, quoique employé à doses faibles, il a produit quelques accidents de quinisme bourdonnements d'oreilles, vertiges, etc. Il a suffi au contraire de deux injections de 0.20 centigrammes chacune de bromhydrate de quinine pour conjurer les accidents et empêcher le retour de la fièvre.

OBS. XXI. — Mor..., Jean 15 ans, fumiste, entre le 17 avril 1876. Salle Saint-Louis n° 30. Hôpital Beaujon.

Le malade est originaire de la Lombardie. C'est la seconde fois qu'il est atteint de fièvre intermittente. Il a eu sa première attaque il y a trois ans. Il avait changé de résidence depuis six mois pour venir à Paris. Le type fébrile semble déjà avoir été à cette époque le type tierce. Il aurait été malade un mois et demi à deux mois.

Rien autre chose de remarquable dans les antécédents. Mor... est habituellement bien portant, quoique lymphatique, assez maigre, un peu cachectique, il est de taille ordinaire.

Il est malade depuis quinze jours environ ; à cette époque, il a ressenti de violents maux de tête, malaise général, courbature etc. Obligé de suspendre son travail, il reste au lit trois jours (5 avril) ; le cinquième jour (10 avril) il est pris d'un violent accès de fièvre avec frisson prolongé, claquement de dents, chaleur, sueurs. L'accès aurait débuté vers 8 heures du matin, pour se terminer à 1 heure de l'après-midi. Le lendemain, pas d'accès ; le surlendemain, 12 avril, réapparition de la fièvre à la même heure, 8 heures du matin. Le 14 et le 16, nouveaux accès.

17 avril. — Le 17 avril, date de son entrée, est le jour intercalaire, il ne doit pas y avoir d'accès. Le malade se sent relativement assez bien. Cependant il accuse toujours un peu de mal à la tête. Pas d'appétit, langue saburrale, peau modérément chaude, en un mot un peu d'état gastrique. Tm. 37°5 ; Ts. id. Expectation.

18 avril. — Ce matin à 9 heures, au moment de la visite, le malade est en plein accès. Le frisson a commencé dès 7 heures du matin et n'a pas duré plus de vingt minutes.

Pouls dur, un peu bondissant, face congestionnée. Dyspnée, chaleur considérable. Tm. 40°9.

Bromhydrate de quinine 0.20 centigr. en injections. A dix heures, stade de sueur ; l'accès est terminé à 11 heures. Le soir nouvelle injection de 0.20 centigr. Ts. 37°8.

19 avril. — Le malade se sent assez bien, pas d'accès; mais l'inappétence et l'anorexie persistent. Tm. 37°2. Ts. 37°4.

On fait le matin une injection de bromhydrate de quinine de 0.20 centigr. et le soir une seconde injection également de 0.20 centigrammes.

20 avril. — Nouvel accès à 8 heures du matin et qui se termine à 10 heures. 40°1. Ts. 37°5.

On pratique de nouvelles injections de bromhydrate de quinine, 0.20 centigrammes le matin et 0.20 centigrammes le soir.

21 avril. — Jour intercalaire ordinaire. Rien à noter. Tm. 37°2. Ts. 37°6. Deux injections.

22 avril. — Ce matin la fièvre ne reparaît pas. Le malade se sent bien et demande à manger. Tm. 37°. Ts. 37°4.

On suspend le bromhydrate de quinine.

Les jours suivants, la fièvre ne reparaît plus et le malade sort complétement guéri huit jours après.

Réflexions. — Nous sommes plus heureux pour cette observation que pour les deux cas précédents. Ici l'origine de l'affection paludéenne nous est bien connue. Le malade est originaire de Lombardie, contrée fertile en accidents marématiques. L'accès de fièvre est parfaitement franc, sa marche est tout à fait régulière. L'observation démontre

Herbillon   3

clairement l'efficacité du bromhydrate de quinine, qui seul a été employé dans le traitement..

Obs. XXII. — Regn... Camille, 21 ans, maçon. Salle Saint-Louis n° 14. Hôpital Beaujon, entre le 18 juin 1876.

A déjà eu l'an dernier, au mois d'octobre, des fièvres intermittentes. Il était employé depuis près de trois semaines à travailler aux terrassemens du fort de Buc, près Versailles, dans le voisinage de l'étang de Saclay. Soigné dans le service de M. le professeur Gubler par les injections de bromhydrate de quinine, il fut très-rapidement guéri.

Sorti de l'hôpital, il a repris ses travaux de terrassements. Il s'est bien porté jusque vers le 10 juin de cette année. A cette époque, il fut pris de fièvre et d'accès intermittents, semblables à ceux de l'an dernier. Ces accès reviennent tous les deux jours. Il entre à l'hôpital le 18 juin.

18 juin. — *État actuel*. Le malade a eu hier soir son accès de fièvre. Aujourd'hui, à la visite du soir, le malade est bien, la journée a été bonne. Peau fraîche, appétit conservé; santé générale bonne. Ts. 37°2.

19 juin. — L'accès éclate à 9 heures; frisson violent avec claquement de dents. Dès 8 heures, la fièvre s'annonçait par des pendiculations, des bâillements, un léger mal de tête. Le frisson dure trois quarts d'heure. Vers 10 heures, la peau est très-chaude; à 10 h. 1/2 le stade de sueur commence. Tout est terminé vers deux heures de l'après-midi. Tm. 41°2.

Le soir à 5 heures, le malade a un peu de courbature, mais il va comparativement bien. Ts. 37° 4.

Injection le matin et le soir de bromhydrate de quinine, 0.20 centigrammes le matin, autant le soir.

20 juin. L'état général est satisfaisant. Deux injections de 0.20 centigrammes, une le matin, une le soir. Tm. 37°. Ts. 37°4.

Le lendemain 21 juin, jour de l'accès, la fièvre ne reparaît pas ; il en est de même les jours suivants, et le malade sort guéri de l'hôpital le 24.

Retourné à son travail, il est pris de nouveaux accès de fièvre intermittente. Le 1er juillet, il rentre à l'hôpital salle Saint-Louis, déjà malade depuis quatre jours.

Le 2 juillet à 9 heures du matin, violent accès. Tm. 41° 2. On reprend les injections sous-cutanées, une le matin, une le soir, 0.20 centigrammes à la fois.

Le 4 juillet, nouvel accès de fièvre de très-courte durée une heure à peine. Tm. 38°.

Le 3, le 4 et le 5 juillet, deux nouvelles injections. La fièvre disparaît complétement à partir du 4. Le malade sort guéri le 12.

Cette observation offre un excellent exemple de l'action énergique et rapide du bromhydrate de quinine. Déjà le malade a été traité et guéri par le même médicament. Cette fois encore il se présente dans les mêmes conditions étiologiques, les accès ont été très-violents dans les deux cas, et chaque fois ils ont cédé à des doses assez faibles de bromhydrate de quinine.

CONCLUSION

Résumer ce travail, c'est énumérer les proprietes si remarquables du bromhydrate de quinine, propriétés qui le mettent au premier rang parmi les agents thérapeutiques et lui assurent une supériorité marquée sur le sulfate de quin'ne. Chaque observation l'une après l'autre les a mises en relief, inutile de nous répéter ici.

Notre but était de réunir et d'apporter quelques observations nouvelles qui vinssent corroborer les conclusions énoncées et par M. le professeur Gubler et par M. le docteur Soulez. Nous avons, je le crois, pleinement réussi, et nos observations mettent en lumière un fait d'une importance considérable : c'est que le bromhydrate de quinine guérit non-seulement les fièvres intermittentes franches, à accès violents, que l'on rencontre à Paris ou dans les environs, mais il guérit aussi bien les fièvres de Sologne et celles de Lombardie. On peut donc dès lors affirmer que le bomhydrate de quinine devra s'employer avec succès dans le traitement de toutes les fièvres intermittentes et principalement dans les accès pernicieux. Sa valeur comme agent thérapeutique, son énergie, sa rapidité d'action, l'innocuité des piqûres faites avec sa solution, le recommandent à l'attention des praticiens. Quels services le bromhydrate de quinine ne pourrait-il pas rendre dans les pays chauds, dans nos colonies surtout, où les habitants, où nos soldats sont décimés par un fléau endémique, l'infection paludéenne !

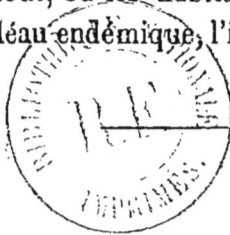

www.ingramcontent.com/pod-product-compliance
Lightning Source LLC
Chambersburg PA
CBHW060505210326
41520CB00015B/4108